Système immunitaire En français/ Immune system In French:

Boostez le système immunitaire, soignez votre intestin et nettoyez votre corps naturellement

Table des matières

difficultés ou des dommages qui pourraient leur arriver après avoir pris les informations décrites ici.

En plus, les informations contenues dans les pages ont des raisons informatives uniquement et doivent donc être considérées comme universelles. Les informations présentées sont sans assurance quant à leur validité continue ou à leur qualité provisoire. Les marques de commerce mentionnées sont faites sans autorisation écrite et ne peuvent en aucun cas être considérées comme une approbation du titulaire de la marque

Introduction

Félicitations pour le téléchargement *d'Immune System: Boostez le système immunitaire, soignez votre intestin et nettoyez votre corps naturellement*, et merci de l'avoir fait. En raison du nombre croissant de problèmes de santé qui affectent les gens dans le monde entier et de l'augmentation significative des maladies inflammatoires auto-immunes, il est devenu vital de comprendre le fonctionnement de votre système immunitaire. Les maladies auto-immunes et les problèmes digestifs sont plus courants que jamais. Un système immunitaire affaibli peut entraîner une grande variété de problèmes de santé, allant des réactions allergiques aux maladies auto-immunes. Notre système immunitaire et, à son tour, son bon fonctionnement sont grandement affectés par ce que nous mettons dans notre corps. Il est nécessaire de manger une grande variété d'aliments sains pour que nos intestins soient sains et fonctionnent comme ils le devraient. Avoir un système immunitaire défensif qui fonctionne de manière optimale, combiné à un intestin sain, peut considérablement améliorer la santé et le bien-être général. Après avoir lu ce livre, vous comprendrez mieux comment fonctionnent vos systèmes immunitaire et digestif et vous saurez ce que vous pouvez faire pour les améliorer tous les deux, y compris comment éliminer les allergies et les sensibilités alimentaires, réduire les ballonnements d'estomac, restaurer les bonnes bactéries et guérir un intestin qui fuit.

De nombreux facteurs de la vie d'aujourd'hui - tels que des niveaux de stress élevés, un manque de sommeil, la consommation d'aliments transformés et la prise d'antibiotiques - peuvent nuire à notre microbiote intestinal. Si le microbiote de notre intestin est déséquilibré, il affecte d'autres parties de notre corps, y compris notre système immunitaire, notre cerveau, notre cœur, notre poids, nos niveaux d'hormones et notre capacité à absorber les nutriments. Le but de ce livre est d'aider les lecteurs à comprendre le lien important entre le système immunitaire et la santé intestinale. Il s'adresse aux lecteurs qui souhaitent soigner leur microbiote intestinal et apprendre à nettoyer leur corps naturellement.

Le premier chapitre du livre expliquera ce que sont le système immunitaire et l'intestin et comment ces deux sont affectés l'un par l'autre. Il est essentiel de comprendre cette relation avant de se plonger dans toute autre partie du livre. Le chapitre deux traites du large éventail de bienfaits pour la santé que procure un système immunitaire défensif et un intestin sain. Ces avantages vont de l'augmentation des niveaux d'énergie, moins de stress, la capacité de lutter plus facilement contre le rhume, pour réduire le risque de certains cancers. Le chapitre trois explique les raisons pour lesquelles certaines personnes peuvent avoir des problèmes liés à leur système immunitaire. Ce qui peut être une surprise pour certains, c'est que de nombreux problèmes et préoccupations du système immunitaire peuvent être contrôlés par les aliments que vous décidez de mettre dans votre corps. Dans le chapitre quatre, vous recevrez des listes de contrôle, qui vous aideront à déterminer si vous pouvez ou non avoir des problèmes avec votre santé intestinale et votre système immunitaire. Avant de vous fixer des objectifs ou de commencer votre chemin vers le rétablissement, vous devez faire un inventaire de votre propre système immunitaire et intestin, écouter votre corps et prendre des notes.

Les chapitres cinq à huit se concentrent sur ce que vous pouvez faire pour améliorer votre système immunitaire et votre santé intestinale. Le chapitre cinq présente un résumé des stratégies de base que vous pouvez utiliser pour commencer à renforcer votre système immunitaire et à améliorer votre microbiote intestinal. Dans le chapitre six, vous en apprendrez davantage sur les habitudes alimentaires saines qui peuvent être intégrées à votre vie quotidienne pour une meilleure santé intestinale, des aliments que vous devriez manger aux choix de vie importants. Le chapitre sept se concentre spécifiquement sur les aliments qui peuvent stimuler naturellement votre système immunitaire - ces aliments devraient figurer immédiatement sur votre liste de courses. Dans le chapitre huit, vous trouverez des informations spécifiques sur la planification des repas, qui vous aideront à vous lancer sur la voie du rétablissement de votre santé. Dans ce chapitre, vous recevrez également un exemple de plan de repas de sept jours afin de trouver des idées pour une planification de repas saine et amusante.

Le chapitre neuf fournit une introduction aux troubles métaboliques et discute des conseils de santé sur la façon de se remettre de certains troubles non héréditaires, en particulier le syndrome métabolique, également connu sous le nom de syndrome X. Dans le chapitre dix, vous découvrirez certaines habitudes alimentaires à éviter lorsque visant à améliorer votre système immunitaire et votre santé intestinale, y compris des aliments spécifiques que vous ne devriez pas manger. Si vous souhaitez vraiment restaurer votre intestin et renforcer votre système immunitaire, ces aliments doivent être immédiatement retirés de vos placards et de votre réfrigérateur. Enfin, le chapitre onze vous fournira une liste de choses à rechercher qui vous aideront à déterminer si votre travail acharné vers la restauration intestinale a réussi. Après tout, vous devez savoir que tout cela en vaut la peine.

Il existe de nombreux livres sur ce sujet sur le marché - merci encore d'avoir choisi celui-ci! Tous les efforts ont été faits pour s'assurer qu'il contient le plus d'informations utiles possible. Amusez-vous!

Chapitre 1: Votre système immunitaire et vos intestins: ce qu'ils sont et comment ils interagissent

Une compréhension approfondie de votre système immunitaire et de votre intestin est essentielle. Ce chapitre définira et examinera ces deux systèmes en détail. De plus, dans ce chapitre, vous aurez l'occasion de découvrir comment ils interagissent.

Le système immunitaire

Notre système immunitaire est crucial pour la survie humaine. Sans un système immunitaire, les parasites, les bactéries et les virus seraient libres d'attaquer notre corps. Notre système immunitaire joue un rôle important pour nous maintenir en bonne santé. Répartie dans tout le corps, cette structure complexe est composée d'une combinaison de cellules, d'organes, de protéines et de tissus travaillant main dans la main pour défendre notre corps contre les germes et autres envahisseurs. Lorsqu'il fonctionne correctement, le système immunitaire attaque naturellement les substances pathogènes qui pénètrent dans l'organisme.

Parmi les cellules qui composent ce vaste réseau, les globules blancs jouent un rôle particulièrement important. Les globules blancs sont stockés dans les organes lymphoïdes. Les organes suivants sont inclus dans ce groupe:

- Ganglions lymphatiques - ces petites glandes sont présentes dans tout le corps et sont liées par des vaisseaux lymphatiques.

- Thymus - situé juste en dessous du cou, cette glande est entre vos poumons.
- Moelle osseuse - au centre des os, cela produit des globules rouges.
- Rate - cet organe filtre votre sang et se trouve dans la partie supérieure gauche de l'abdomen.

Les globules blancs sont de deux types de base: les phagocytes, qui détruisent les organismes qui envahissent le corps; et les lymphocytes, qui aident le corps à se souvenir des organismes invasifs qui sont déjà entrés dans le corps, contribuant ainsi à leur destruction. Les lymphocytes sont créés dans la moelle osseuse et y restent (maturation en cellules B) ou se dirigent vers la glande thymus (maturation en cellules T). Chaque cellule B produit un anticorps spécifiquement. Par exemple, une cellule peut produire un anticorps qui reconnaît le virus du rhume, tandis qu'une autre produit un anticorps contre les bactéries qui causent généralement la pneumonie.

Un rôle crucial du système immunitaire est la capacité de reconnaître nos propres tissus à partir de tissus étrangers. Il peut le faire en découvrant des protéines qui se trouvent à la surface des cellules. Notre système immunitaire apprend à ignorer ses propres protéines dès le début. C'est une autre histoire, cependant, lorsque des substances étrangères pénètrent dans le corps. Lorsque ces étrangers (appelés antigènes) pénètrent dans le corps, différents types de cellules travaillent ensemble, les reconnaissent et y répondent. Le résultat est des protéines uniques, appelées anticorps, qui se fixent sur des antigènes spécifiques. Abréviation de générateur d'anticorps, les antigènes sont toute substance qui peut déclencher une réponse du système immunitaire. Dans de nombreux cas, ce sont des toxines, des champignons, des virus et des bactéries, mais en plus de ceux-ci, il peut également s'agir de l'une de vos propres cellules qui est morte ou qui fonctionne mal. Bien que les anticorps soient puissants pour détecter les antigènes sur lesquels se verrouiller, ils ont encore besoin d'aide pour les détruire. C'est là que les cellules T entrent en jeu, dont certaines sont appelées «cellules tueuses». Lorsque les anticorps identifient certains antigènes invasifs, vos cellules T interviennent pour les détruire tout en rappelant aux autres cellules de faire leur travail. Les anticorps servent également à d'autres fins, telles que l'activation de certaines protéines qui aident à tuer les cellules infectées, les bactéries et les virus. Cet ensemble spécifique de protéines fait également partie du système immunitaire et est appelé complément. Les anticorps restent dans notre corps pour fournir une défense pour le moment inévitable où notre système immunitaire entre à nouveau en contact avec cet antigène. Un bon exemple ici serait la varicelle. Habituellement, après l'avoir eu une fois, il est peu probable que nous en souffrions à nouveau, car notre corps stocke une copie de l'anticorps de la varicelle, amorcé et attendant de détruire la varicelle quand et si elle réapparaît. Cette protection s'appelle l'immunité.

Bien que le système immunitaire de chacun soit différent, il se renforce généralement à mesure que nous vieillissons. En effet, en vieillissant, nous sommes exposés à plus d'agents pathogènes (tout organisme pathogène) et, à notre tour, avons développé une immunité plus forte. Vous avez peut-être remarqué que les enfants semblent tomber plus souvent malades que les adolescents et les adultes - c'est parce qu'ils, étant plus jeunes, ont été exposés à moins d'agents pathogènes. Parmi les trois différents types d'immunité chez l'homme, il y a innée (née avec), adaptative (acquise tout au long de la vie) et passive (empruntée à d'autres sources).

- **Immunité innée** - Tous les êtres humains naissent avec un certain niveau d'immunité envers les envahisseurs étrangers. La barrière externe de notre corps, y compris notre peau et les muqueuses de l'intestin et de la gorge, constituent naturellement notre première ligne de défense contre les agents pathogènes.

- **Immunité adaptative** - Il s'agit de la compilation de différents anticorps que nous acquérons au cours de la vie et que nous développons pour nous protéger contre les agents pathogènes que nous rencontrons. Notre système immunitaire se souvient quand nous sommes exposés à certaines maladies ou quand nous sommes vaccinés.

- **Immunité passive** - Cette immunité, qui est empruntée à une autre source, ne dure que pendant une courte période. Un exemple de ceci est un bébé recevant des anticorps de la mère par son lait maternel. Cette immunité temporaire peut protéger le bébé de certaines infections tôt dans la vie.

Après le système nerveux, votre système immunitaire est le plus complexe du corps. Nous avons abordé les différentes cellules, organes et tissus qui le composent, notamment la peau, la moelle osseuse, la rate, les ganglions lymphatiques et les muqueuses. Tous ces éléments aident à stocker ou à créer des cellules qui travaillent constamment pour garder tout votre corps en bonne santé. Un autre facteur très important impliqué dans la santé du système immunitaire est le système digestif. Tout ce que vous mettez dans votre corps est digéré par votre tractus gastro-intestinal, également appelé intestin.

L'intestin: votre tractus gastro-intestinal

Lorsque vous entendez le mot «intestin», vous pouvez immédiatement penser à votre estomac ou à votre ventre, mais dans le monde de la santé, il prend une signification plus complexe. L'intestin fait référence au tractus gastro-intestinal, qui se rapporte à un long tube partant de votre bouche jusqu'au passage arrière de votre corps (anus). Au fur et à mesure que nous mangeons, la nourriture passe d'abord par l'œsophage, puis dans l'estomac, puis dans l'intestin grêle. L'intestin grêle peut être divisé en trois parties: le duodénum, le jéjunum et l'iléon. Le premier est le duodénum, qui est directement relié à l'estomac. Enroulé autour du pancréas, c'est un tube en forme de C. Les deux autres parties, le jéjunum et l'iléon, étaient plaies au niveau de l'abdomen central. C'est dans cette partie du corps que tout ce que vous mangez est assimilé puis absorbé plus tard dans la circulation sanguine.

À côté de l'iléon se trouve la dernière partie de l'intestin grêle, qui est par la suite la partie la plus avancée de votre gros intestin, le caecum. Le caecum est ensuite retranché à l'appendice. De là, le gros intestin prend un virage vers le haut et prend un nouveau nom, le côlon ascendant. Ensuite, l'intestin prend un autre tour et traverse le corps et est maintenant connu sous le nom de côlon transverse. Ensuite, il faut un tour de plus vers le bas, et cette partie est appelée le deux-points descendant. La dernière partie du côlon, le côlon sigmoïde, se dirige vers le rectum, qui sert de stockage temporaire pour les selles jusqu'à ce qu'elles soient excrétées par l'anus.

Maintenant que vous avez une meilleure image de la façon dont les aliments passent exactement dans le tractus gastro-intestinal, nous pouvons nous concentrer sur ce que fait réellement le tractus dans son ensemble et sur son fonctionnement. En termes simples, l'intestin transforme les aliments, du moment où ils sont consommés jusqu'à ce qu'ils soient évanouis sous forme de selles ou absorbés par le corps. Le processus digestif commence dans votre bouche. Dans la bouche, il y a des glandes salivaires qui libèrent de la salive. Les produits chimiques dans votre salive, appelés enzymes, agissent avec vos dents pour décomposer les aliments. Il existe également des produits chimiques spéciaux dans votre salive qui empêchent les bactéries de provoquer des infections. Maintenant, pour faire sortir la nourriture de votre bouche, vous devez avaler et à mesure que vos muscles se contractent, la nourriture est poussée vers le bas à travers l'œsophage. Votre langue est un muscle très fort qui aide à pousser les aliments vers le fond de la gorge. Après avoir traversé l'œsophage, votre nourriture atteint l'estomac et les produits chimiques qui sont produits par les cellules ici commencent la digestion.

Pris en sandwich par l'œsophage et la première partie de l'intestin grêle, l'estomac est un organe en forme de J, qui a à peu près la taille d'une grosse saucisse lorsqu'il est vide. Le rôle principal de l'estomac est de vous aider à assimiler vos aliments, tandis que l'autre priorité est de les conserver jusqu'à ce qu'ils soient prêts à être reçus par le tractus gastro-intestinal (intestin). Vous êtes capable de manger et de remplir votre estomac à un rythme beaucoup plus élevé que la façon dont vos intestins sont capables de les traiter. Au début de ce processus, la nourriture est décomposée en éléments de base, et ce n'est qu'alors qu'elle peut être consommée par les parois de votre intestin, dans la circulation sanguine, puis distribuée dans tout le corps. Certains liquides et aliments sont consommés par la muqueuse de l'estomac, bien que la majorité d'entre eux soient absorbés par l'intestin grêle. Les muscles de vos parois intestinales travaillent pour mélanger les aliments avec les enzymes produites par le corps. Ces muscles travaillent également dur pour transporter la nourriture vers l'extrémité de votre tractus intestinal. Les aliments non digestibles, ainsi que les déchets et les germes, sont tous évacués du système sous forme de matières fécales.

Le processus de digestion des aliments est géré par le cerveau, le système nerveux et également par diverses hormones libérées par l'intestin. Avant même de prendre votre première bouchée, votre cerveau envoie des signaux à travers les nerfs à votre estomac. Votre estomac réagit en libérant des sucs gastriques (liquide présent dans votre estomac composé d'enzymes, d'acide et d'hormones libérées par des glandes situées dans les couches internes de la paroi de l'estomac) qui se préparent à l'arrivée de la nourriture. Lorsque la nourriture atteint l'estomac, des cellules réceptrices spéciales remarquent les changements et envoient leurs propres signaux.

Lorsque la nourriture quitte l'estomac, elle se dirige vers l'intestin grêle. Les glandes et les cellules qui tapissent l'intestin grêle produisent également leur propre suc intestinal, ce qui facilite la digestion - et comme l'estomac, lorsque les parois se contractent, la nourriture est mélangée à ces jus pour faire une transition en douceur vers la partie suivante du tractus. , le gros intestin. Cet intestin, appelé côlon, absorbe principalement de l'eau et est plus large que l'intestin grêle. Les bactéries trouvées dans le gros intestin aident aux étapes finales de la digestion, et les mouvements musculaires déplacent les matières fécales vers le rectum. Lorsque les selles sont présentes dans le rectum, ses parois s'allongent ou s'élargissent, activant à nouveau des cellules réceptrices spéciales. Les nerfs servent alors de moyen de transport pour les signaux des récepteurs à la moelle épinière, qui répond ensuite en renvoyant les synapses aux muscles du rectum, augmentant ainsi la pression du passage arrière, et c'est ainsi que vous savez que vous devez aller aux toilettes.

Interaction système immunitaire-intestin

Maintenant que vous avez une meilleure compréhension des fonctions de vos systèmes immunitaire et digestif, il sera plus facile de comprendre comment l'un affecte l'autre. Bien que beaucoup d'entre nous ne le pensent pas de cette façon, votre intestin est une barricade vraiment importante entre votre corps et tous les agents pathogènes du monde extérieur. En effet, environ 70% des cellules et des tissus qui composent votre système immunitaire sont logés dans votre intestin. Cela fait de votre intestin un acteur majeur du système immunitaire. Le système immunitaire fournit une défense entre vous et toutes les bactéries dangereuses que vous pourriez avaler. C'est pourquoi vous ne tombez pas toujours malade en avalant certaines bactéries dans vos aliments, par exemple, lorsque vous cuisinez après avoir touché quelque chose de sale. Le système immunitaire est le lien principal entre nos bactéries intestinales et la façon dont ces bactéries influencent notre santé et la possibilité de maladies. Les bactéries vivent dans tout le corps, mais surtout, elles vivent dans l'intestin. Ces bactéries, ainsi que les champignons et les virus, existent dans des mélanges uniques qui habitent diverses parties du corps. Le groupe individuel d'une région spécifique du corps est connu sous le nom de microbiote. Dans ce cas, nous nous intéressons au microbiote intestinal, également appelé «flore intestinale». Avoir un intestin sain dépend d'un microbiote intestinal sain. Les combinaisons de ces différents microbiotes forment ensemble votre microbiome.

Comme mentionné ci-dessus, une grande partie de votre système immunitaire se trouve dans votre tractus gastro-intestinal. Par conséquent, il existe de nombreuses interactions entre les bactéries intestinales et le système immunitaire du corps. Par exemple, de nombreuses cellules de la muqueuse intestinale consacrent leur vie à libérer de grandes quantités d'anticorps dans l'intestin, apprenant ainsi à votre système immunitaire comment se comporter. Les bactéries présentes dans votre intestin aident également à maintenir un système immunitaire équilibré. Avoir une flore intestinale diversifiée enseigne aux cellules de votre système immunitaire que tout c'avec quoi elle entre en contact n'est pas nécessairement mauvais. Cette reconnaissance se développe tout au long de la vie, car notre intestin est constamment exposé à de nouvelles choses à travers la nourriture et ce que nous rencontrons dans notre environnement. En raison du fait que l'équilibre de notre microbiote intestinal influence l'équilibre de notre système immunitaire, une flore intestinale déséquilibrée peut déplacer le système immunitaire vers un état inflammatoire, appelé «intestin qui fuit».

Chapitre 2: Les avantages d'un intestin sain combiné à un système immunitaire fort

Personne n'aime tomber malade. Nous nous demandons, comment éviter le dernier «bug» qui circule? Comment pouvons-nous nous assurer que chaque membre de notre famille ne sera pas abandonné et ne se sentira pas déprimé? La réponse: un système immunitaire sain. Comme nous l'avons appris dans le premier chapitre, un intestin sain favorise un système immunitaire sain. Étant donné que votre système immunitaire est le système de défense naturel de votre corps, il est vital pour votre santé de vous assurer qu'il fonctionne correctement. Les bactéries présentes dans votre intestin soutiennent le système immunitaire de plusieurs façons. Avoir un système immunitaire fort nous permet de combattre rapidement l'infection. Le rhume ne devrait pas durer plus d'une semaine ou deux, mais pour une personne en mauvaise santé avec un mécanisme de défense naturel compromis, il peut traîner beaucoup plus longtemps - ou sept revenir encore et encore. La capacité de combattre rapidement l'infection n'est pas le seul avantage d'une combinaison intestinale forte et saine pour le système immunitaire. Les autres avantages comprennent des niveaux d'énergie augmentés, une santé mentale améliorée, des taux de cholestérol améliorés, des niveaux d'hormones régulés, une prise de poids moindre, une durée de vie plus longue et une meilleure santé globale et un bien-être général.

Niveaux d'énergie augmentés

Nous aimerions tous avoir plus d'énergie, non? Souvent, vous pourriez vous dire: «Si seulement j'avais de l'énergie... mais je suis tellement fatigué!» Une bonne façon de commencer à augmenter votre niveau d'énergie est de manger des aliments sains et nutritifs, mais sans un intestin sain, votre corps ne peut pas aussi facilement absorber les nutriments des aliments que vous consommez. Si vous maintenez un intestin sain, le corps peut absorber plus de nutriments, augmentant à son tour vos niveaux d'énergie.

Amélioration de la santé mentale

Les chercheurs ont découvert que la restauration d'un intestin malsain peut améliorer la santé mentale. Il y a certainement un lien entre votre instinct et votre humeur. Si vous avez déjà utilisé l'expression «papillons dans mon estomac», vous avez prouvé que c'est vrai. Dans notre corps, nous avons en fait un soi-disant deuxième cerveau, appelé système nerveux entérique (SNE). Ce système régule et contrôle notre tractus intestinal et détecte les menaces de l'environnement. Le SNE envoie des informations au cerveau via le nerf vague, qui relie un certain nombre d'organes au cerveau. Environ 90% des signaux passant le long de ce nerf voyagent de l'intestin au cerveau. C'est pourquoi il ne faut pas s'étonner que plus de la moitié des personnes souffrant du syndrome du côlon irritable (SCI) souffrent également de troubles de l'humeur, et un traitement pharmaceutique commun donné pour ce syndrome est les antidépresseurs. À son tour, il a récemment été découvert que les troubles de l'humeur peuvent également être traités de bas en haut, pour ainsi dire. En d'autres termes, des conditions telles que la dépression, l'anxiété et les troubles du sommeil peuvent être traitées efficacement en restaurant les bonnes bactéries présentes dans votre intestin. Beaucoup de problèmes psychologiques que nous connaissons aujourd'hui peuvent être attribués à ce que nous mettons dans notre corps et à la façon dont cela affecte la flore intestinale. Notre santé peut souffrir lorsque quelque chose entrave la communication entre notre intestin et notre cerveau.

De meilleurs niveaux de cholestérol

Les bonnes bactéries intestinales peuvent également améliorer le taux de cholestérol. Une grande partie du cholestérol produit par le foie est convertie en acides biliaires. Ceux-ci sont stockés dans la vésicule biliaire et sont ensuite utilisés pour aider à digérer les graisses. Ces acides se retrouvent ensuite dans le côlon, et ici ils sont soit détruits, soit quittent le corps par les selles. Ceux d'entre nous qui ne mangent pas suffisamment de fibres ont souvent une plus grande quantité de flore pathogène dans leur intestin, ce qui entraîne une accumulation de cholestérol dans le sang. Cela provoque une augmentation du taux de cholestérol. En outre, moins de cholestérol est capable d'atteindre le côlon où il peut ensuite être évacué du corps. Cela peut être très dangereux, car les selles sont le principal moyen pour le corps de se débarrasser du cholestérol indésirable. Il est essentiel d'avoir une alimentation riche en fibres, car cela permet à votre corps de se débarrasser de plus de cholestérol indésirable.

Niveaux hormonaux régulés

Avoir un système immunitaire fort et un microbiote intestinal sain peut également réguler les niveaux d'hormones. Habituellement, jusqu'à 60 pour cent des œstrogènes circulant dans le sang sont captés par le foie, puis essentiellement déversés dans la vésicule biliaire. Il est ensuite libéré, avec la bile, dans les intestins pour l'excrétion. Dans le tractus gastro-intestinal, nos bonnes bactéries intestinales produisent une enzyme qui réactive l'œstrogène afin qu'il soit réabsorbé par l'organisme. Lorsque notre flore intestinale n'est pas en équilibre, les œstrogènes ne sont ni réabsorbés ni réactivés et se perdent dans les selles. Lorsque les femmes ont de faibles taux d'œstrogènes, elles ont un risque plus élevé d'ostéoporose, de rétention d'eau, de crampes menstruelles sévères, de SPM, de flux abondant et de migraines. Un processus similaire se produit avec d'autres hormones, ainsi qu'avec la vitamine B12, la vitamine D, le cholestérol, l'acide folique et les acides biliaires.

Empêche la prise de poids malsaine

Un intestin sain empêche une prise de poids (ou de graisse) malsaine. La restauration des bonnes bactéries dans votre intestin évite de trop manger, ce qui entraîne une prise de poids. Il existe de nombreuses recherches qui établissent un lien direct entre notre poids et la santé, y compris la quantité et le type, de notre flore intestinale. Lorsque vous portez un poids supplémentaire, vous courez un risque beaucoup plus élevé que la moyenne de développer de nombreux problèmes de santé. Ces conditions incluent les principales causes de décès du pays, telles que certains cancers, les maladies cardiaques, les accidents vasculaires cérébraux et le diabète. Il convient également de noter que le transport de poids supplémentaire peut également entraîner une dépression.

Espérance de vie supérieure

La combinaison d'un système immunitaire sain et d'un intestin sain contribue également à une durée de vie plus longue. Lorsque nous avons une flore bactérienne plus diversifiée, elle devient plus efficace et, à son tour, notre santé globale a tendance à être meilleure. Afin d'avoir des bactéries plus diversifiées, il est nécessaire d'avoir une alimentation variée. Ceci est essentiel pour maintenir une flore intestinale saine et, à long terme, pour la force et la vitalité.

Chapitre 3: Les causes des problèmes du système immunitaire

De nombreuses personnes ont des problèmes liés à la santé de leur système immunitaire et de leur intestin. Au cours des 100 dernières années, notre alimentation a radicalement changé en raison de l'industrialisation de notre approvisionnement alimentaire. Ce régime moderne composé d'aliments hautement transformés, riches en graisses, en sucre et faibles en fibres a considérablement modifié les bactéries dans notre intestin. Il y a des générations, ces types d'aliments n'étaient pas aussi facilement disponibles qu'ils le sont aujourd'hui, voire pas du tout.

Le régime moderne

La nourriture que nous décidons de mettre dans notre corps nourrit nos cellules graisseuses et détermine également le type de jardin ou de flore que nous cultivons à l'intérieur. Le jardin personnel à l'intérieur de notre intestin est rempli d'insectes qui décident davantage de votre bien-être mental et émotionnel que vous pourriez imaginer. En termes simples, si vos bactéries intestinales sont malades, vous aussi. Vos bactéries intestinales se développent grâce à ce que vous leur donnez, alors gardez-les en bonne santé! Il se peut que vous ne corréliez pas les problèmes digestifs avec les allergies, les troubles de l'humeur, l'arthrite et certaines maladies auto-immunes, y compris le syndrome du côlon irritable et la fatigue chronique, mais de nombreuses affections qui ne semblent pas être liées sont en réalité causées par des problèmes dans votre jardin intestinal. Lorsqu'il y a trop de mauvais bogues intestinaux présents, ou pas assez de bons, des problèmes surviennent qui peuvent sérieusement affecter votre santé et votre poids. Des études ont également montré que les personnes qui souffrent d'obésité et ont des niveaux inférieurs de bactéries saines dans l'intestin continuent de prendre plus de poids avec le temps.

Il existe de nombreuses raisons pour lesquelles votre système digestif peut être déséquilibré, conduisant à un système immunitaire affaibli, et une alimentation malsaine est le principal coupable. Une alimentation pauvre en nutriments peut endommager notre jardin intérieur, car elle favorise la croissance des mauvaises bactéries.

Stress

Le stress est un autre facteur contribuant à un système digestif déséquilibré. Le stress chronique peut altérer le système nerveux de votre intestin, le faire fuir, tout en modifiant ses bactéries normales. D'autres éléments qui peuvent déséquilibrer votre système digestif comprennent la surutilisation de médicaments (y compris les anti-inflammatoires et les antibiotiques), des enzymes digestives inadéquates, une surcharge de toxines et des infections. La vitalité globale du système immunitaire dépend fortement du niveau de stress, de la stabilité émotionnelle, de l'état nutritionnel, des habitudes alimentaires et du mode de vie de la personne.

La génétique

Certaines personnes ont hérité de gènes spécifiques qui les rendent réactifs aux éléments de leur environnement, ce qui aurait autrement été normal. Ces matières sont appelées allergènes. L'exemple le plus courant d'un système immunitaire hyperactif est la réaction allergique. Le pollen, les moisissures, la poussière et certains aliments sont des exemples d'allergènes.

Certaines conditions causées par un système immunitaire hyperactif comprennent l'eczéma (une éruption cutanée avec démangeaisons connue sous le nom de dermatite atopique), l'asthme (réaction de vos poumons pouvant provoquer des difficultés respiratoires, de la toux ou une respiration sifflante) et la rhinite allergique (gonflement des voies nasales avec éternuements et nez qui coule).

Dans certaines maladies auto-immunes, le corps attaque ce qui est un tissu normal et sain. Le diabète de type 1 est une maladie auto-immune courante. Ici, le système immunitaire attaque les cellules du pancréas, qui sont chargées de créer de l'insuline. L'insuline élimine ensuite le sucre du sang afin de l'utiliser comme énergie. La polyarthrite rhumatoïde est un autre problème auto-immun courant. Dans ce type d'arthrite, les articulations commencent à gonfler et à se déformer. Le lupus est une autre maladie auto-immune qui attaque les tissus corporels, tels que les poumons, la peau et les reins.

Les troubles graves du système immunitaire ne sont que quelques-unes des conséquences possibles d'un système immunitaire défectueux. Une personne atteinte d'un trouble du système immunitaire peut:

- Avoir un système immunitaire qui s'est retourné contre lui-même. C'est ce qu'on appelle une maladie auto-immune.
- Hériter d'un système immunitaire affaibli. C'est ce qu'on appelle le déficit immunitaire primaire.
- Développez une maladie qui affaiblit le système immunitaire. C'est ce qu'on appelle le déficit immunitaire acquis.

- Avoir un système immunitaire hyperactif. Ceci provoque une réaction allergique.
- Vous avez un cancer du système immunitaire.

Les exemples courants de troubles du système immunitaire comprennent:

- Déficit immunitaire acquis temporaire. C'est à ce moment que votre système immunitaire est temporairement détérioré par quelque chose, comme un médicament. Cela peut arriver aux patients en chimiothérapie en raison des médicaments utilisés pour combattre le cancer. De plus, il affecte ceux qui ont récemment subi une transplantation d'organe et qui prennent des médicaments pour éviter le rejet de l'organe. De plus, des infections comme le virus de la grippe, la rougeole et la mononucléose peuvent affaiblir votre système immunitaire en peu de temps. Une mauvaise alimentation, la consommation excessive d'alcool et le tabagisme peuvent également entraîner un affaiblissement temporaire du système immunitaire.

- Déficit immunitaire combiné sévère (DICS). Cette déficience immunitaire est présente à la naissance, car les enfants nés avec elle manquent d'importants globules blancs.

- Syndrome d'immunodéficience acquise (SIDA). Le virus de l'immunodéficience humaine (VIH), qui cause le sida, est une infection virale qui détruit les globules blancs et affaiblit le système immunitaire. Les personnes touchées tombent gravement malades avec des infections que d'autres personnes peuvent combattre.

Chapitre 4: Faites le point sur votre santé intestinale et votre système immunitaire

Vous vous demandez si votre intestin est malsain ou si votre système immunitaire est faible? Votre intestin ou votre système immunitaire ont-ils besoin d'aide ou de soutien? Peut-être que oui, peut-être que non. Prêter une attention particulière à votre corps est l'une des meilleures choses que vous puissiez faire pour vous-même et c'est la première étape pour répondre à ces questions. Faire un inventaire de ce que vous ressentez et prendre note de tout ce qui semble anormal est également une bonne façon de commencer. Connaître les signes d'un système immunitaire affaibli est important, car ce sont des signaux d'alarme qui vous permettent de résoudre les problèmes de santé avant qu'ils ne s'aggravent.

Ton instinct

Commençons par notre instinct. Nos intestins sont perméables, ce qui signifie qu'ils permettent aux bons nutriments que nous recevons à travers les aliments que nous mangeons de passer dans la circulation sanguine et de nous nourrir. Les intestins ont également pour fonction de garder temporairement les mauvais microbes et les toxines dans l'intestin pour finalement être évacués comme déchets. Cependant, lorsque nous nourrissons nos intestins avec les mauvais types d'aliments et les traitons avec inactivité et stress, ils ne peuvent pas fonctionner correctement. Parfois, ces toxines et microbes s'échappent de l'intestin et sont libérés dans la circulation sanguine, provoquant une inflammation et entraînant ce que l'on appelle «l'intestin qui fuit». Le syndrome de l'intestin qui fuit n'est pas un terme médical légitime, mais c'est le nom donné pour décrire les dommages à la muqueuse de vos intestins, permettant aux protéines qui ne sont pas digérées d'entrer dans votre circulation sanguine. On l'appelle également «augmentation de la perméabilité intestinale». Vous trouverez ci-dessous une liste des symptômes associés au syndrome de l'intestin qui fuit.

- Ballonnements d'estomac, gaz, constipation, diarrhée ou syndrome du côlon irritable
- Fatigue chronique ou fibromyalgie (douleur constante qui se propage dans tout le corps, qui dure généralement plus de trois mois)
- Rhumes fréquents
- Dépression, anxiété, TDAH
- Poids malsain
- Douleurs articulaires
- Maux de tête
- Allergies ou sensibilités alimentaires
- Troubles thyroïdiens
- Auto-immunité
- Rosacée, eczéma, acné ou psoriasis
- Déséquilibres hormonaux
- Affections auto-immunes telles que la polyarthrite rhumatoïde, la thyroïdite de Hashimoto, le lupus, le psoriasis ou la maladie cœliaque

Si vous présentez plusieurs de ces symptômes, il est temps de commencer à restaurer votre intestin malsain.

Le syndrome du côlon irritable est un autre problème gastro-intestinal courant. Considérez-vous votre tube digestif comme irritable? Il y a environ 10 à 15 pour cent de personnes souffrant du syndrome du côlon irritable dans le monde, et de ce pourcentage, entre 25 et 45 millions vivent aux États-Unis. Les signes du syndrome du côlon irritable varient considérablement, mais peuvent inclure:

- Constipation
- Diarrhée
- Selles dures et sèches un jour et aqueuses le lendemain
- Ballonnements
- Ressentir le besoin de se précipiter vers la salle de bain

Comme pour de nombreuses autres affections intestinales, le traitement repose en grande partie sur l'alimentation, évitant les déclencheurs tels que l'alcool et la caféine et essayant de réduire le stress.

Bien qu'elle ne soit pas aussi courante que le syndrome du côlon irritable, la maladie cœliaque mérite également d'être mentionné ici, car il s'agit d'un trouble auto-immun et digestif. Seulement environ un pour cent de la population américaine a un diagnostic de maladie cœliaque et ses malades sont incapables de consommer du gluten. Le gluten est une protéine que l'on trouve principalement dans le blé, le seigle et l'orge. Lorsque les personnes atteintes de la maladie cœliaque mangent du gluten, une attaque se déclenche sur leur petit intestin. Il convient de noter qu'environ 5% seulement des personnes atteintes de la maladie cœliaque reçoivent un diagnostic de cette maladie. Cela laisse près de trois millions d'Américains souffrant de ses symptômes sans même savoir qu'ils ont la maladie. En dehors de cette population, 15 à 20% des Américains vivent avec une sensibilité au gluten.

Les symptômes de la maladie cœliaque varient, mais peuvent inclure:

- Diarrhée chronique
- Ballonnements et douleurs abdominales
- Vomissements
- Constipation
- Selles pâles ou grasses

La maladie cœliaque est diagnostiquée avec des échantillons de selles et des analyses de sang. Il n'y a pas de remède pour cela, et les personnes atteintes doivent adopter un régime sans gluten, et manger accidentellement un produit contenant du gluten peut provoquer une poussée immédiate.

Votre système immunitaire

Maintenant que quelques listes de contrôle ont été fournies afin de faire un inventaire de votre intestin, nous ne pouvons pas oublier le système immunitaire, car de nombreux signes indiquent que vous en avez peut-être un qui est faible. Vous trouverez ci-dessous une liste de questions que vous pouvez vous poser pour déterminer si la vôtre est à la hauteur ou non.

1. Ai-je des rhumes persistants?

En moyenne, le rhume dure sept à dix jours. Le système immunitaire peut prendre jusqu'à trois ou quatre jours pour développer des anticorps pour le combattre. Si vous avez un rhume qui dure plus de dix jours, votre immunité pourrait être en difficulté.

2. Mes ganglions lymphatiques sont-ils parfois douloureux et enflés?

Ces glandes en forme de haricot sont particulièrement faciles à trouver dans le cou, les aisselles et l'aine, et gonflent lorsqu'elles luttent contre une blessure ou une infection. Si un gonflement persistant se produit, cela peut signifier que votre système immunitaire a du mal à lutter contre un problème.

- Est-ce que j'attrape facilement le rhume?
- Est-ce que je souffre d'infections répétées?

Nous développons tous des infections de temps en temps, après tout, nous ne sommes que des humains. Mais lorsque votre système immunitaire est faible, il a beaucoup plus de mal à tuer les agents pathogènes. Le résultat est des infections qui reviennent encore et encore.

1. Est-ce que je me sens constamment fatigué?

Si votre système immunitaire est en difficulté, votre niveau d'énergie aussi. C'est parce que votre corps essaie de conserver cette énergie pour alimenter votre système immunitaire. En conséquence, vous vous sentirez fatigué. Cela peut être frustrant lorsque vous essayez de travailler et d'accomplir les nombreuses choses dont vous avez besoin tout au long de la journée. La fatigue mérite d'être prise en compte lorsqu'elle devient persistante.

2. Est-ce que j'ai des blessures qui mettent beaucoup de temps à guérir?

Votre peau entre dans un état de contrôle des dommages lorsque vous avez une brûlure, une coupure ou une éraflure. Notre corps travaille pour protéger la plaie en apportant du sang riche en nutriments dans la zone afin qu'elle puisse régénérer une nouvelle peau. Ce processus nécessaire de cicatrisation des plaies dépend fortement des cellules immunitaires saines.

Cependant, lorsque votre système immunitaire est faible, votre peau aura du mal à se régénérer et la plaie refusera de guérir.

Au cas où l'une de ces questions précédentes vous amènerait à être d'accord, c'est un signal que votre système immunitaire peut avoir besoin de soutien, et ce soutien peut prendre la forme de mesures pour guérir votre intestin. Les infections chroniques ou récurrentes, même les rhumes légers, ne surviennent que lorsque le système immunitaire est affaibli. Dans ces circonstances, il y a un cycle qui se répète: un système immunitaire détérioré dirige l'infection, et l'infection cause alors des dommages au système immunitaire, ce qui diminue encore davantage la résistance du corps. Cependant, l'amélioration du système immunitaire grâce à une meilleure santé intestinale peut briser ce cercle vicieux.

Chapitre 5: Améliorer votre système immunitaire et avoir un intestin plus sain

Après avoir parcouru les quatre premiers chapitres, vous avez maintenant une meilleure compréhension de la façon dont le système immunitaire et le tractus gastro-intestinal fonctionnent ensemble. Vous connaissez les bienfaits pour votre santé et votre bien-être lorsqu'ils fonctionnent de manière optimale. Vous comprenez les problèmes du système immunitaire et les raisons pour lesquelles ils font souffrir les gens. De plus, vous avez dressé un inventaire de votre propre intestin et de votre système immunitaire. Maintenant, vous êtes prêt à découvrir les moyens de renforcer votre système immunitaire et de restaurer un intestin malsain. Votre santé intestinale affecte littéralement tout le corps, donc si vous voulez améliorer votre santé, vous devez commencer par votre intestin. Votre intestin est constamment au travail en effectuant de nombreux travaux importants, notamment la décomposition des aliments, la protection contre les toxines et la production et l'absorption de nutriments. Si vous désirez une immunité optimale, votre intestin doit fonctionner parfaitement.

Comme plus de 100 millions d'Américains souffrent de problèmes digestifs, de nombreuses recherches ont été effectuées sur la façon de renforcer votre muqueuse intestinale et d'améliorer la digestion. Vous n'êtes certainement pas seul si vous souffrez ou avez souffert d'un trouble digestif, tel que ballonnements d'estomac, constipation, syndrome du côlon irritable, gaz, diarrhée, brûlures d'estomac ou reflux acide. Sur les cinq médicaments les plus vendus aux États-Unis, deux sont destinés aux problèmes digestifs et coûtent des milliards de dollars. En outre, il existe plus de 200 médicaments en vente libre pour les troubles digestifs, et la plupart d'entre eux peuvent causer d'autres maux digestifs. Les voyages chez le médecin pour des troubles intestinaux sont très courants et beaucoup d'entre nous ne réalisent pas que les problèmes intestinaux affectent tout le corps, ce qui entraîne un large éventail de préoccupations, notamment les allergies, les maladies auto-immunes, l'arthrite, l'acné, les troubles de l'humeur, la fatigue et plus. La santé de votre intestin définit quels nutriments peuvent être consommés et quels microbes doivent être expulsés. Essentiellement, il est directement responsable de la santé globale de votre corps.

Vous devez commencer par vous concentrer sur l'amélioration de votre microbiote intestinal. Votre corps contient des milliards de microbes et la population la plus dense se trouve dans votre intestin. Ici, ils jouent un rôle essentiel dans la fonction immunitaire, la régulation du poids et la digestion. Ce que vous mangez peut rapidement modifier l'équilibre de votre microbiote intestinal. Avant de parler davantage de ce que vous pouvez faire pour améliorer votre microbiome en général, voici quelques faits sur les microbes.

- Les bactéries présentes dans notre intestin peuvent peser plus de quatre livres.
- L'analyse des bactéries intestinales peut prédire l'obésité avec un taux de précision de 90%.
- Notre corps contient 100 billions de microbes.
- Moins de cinq pour cent des microbes causent réellement des maladies.
- Il y a plus de microbes sur votre main qu'il y a de personnes sur la planète.

- Les bactéries influencent notre comportement à travers les neurones de notre intestin, c'est pourquoi notre intestin est considéré comme notre deuxième cerveau.
- Des études ont associé un équilibre microbien sain à une incidence plus faible de maladies cardiaques, de diabète, de cancer, d'asthme, de dépression, de maladies du foie, d'autisme, du syndrome du côlon irritable, de coliques et de nombreuses allergies.

Votre microbiote intestinal

Votre microbiote intestinal change à chaque bouchée de nourriture que vous prenez, donc la bonne nouvelle est que vous avez le pouvoir de restaurer immédiatement les bonnes bactéries dans votre intestin. Ce que vous mangez n'est pas seulement pour vous, il nourrit également les billions de bactéries qui vivent dans votre intestin. Vous pouvez modifier positivement votre flore intestinale dès votre prochain repas. Vous devez nourrir vos bactéries intestinales avec la bonne nourriture et fertiliser votre jardin intestinal personnel. Si vous leur donnez des aliments frais, entiers et vrais, vous aurez un intestin heureux et sain. D'un autre côté, si vous leur donnez des ordures, les mauvais insectes fleuriront, entraînant des fuites intestinales et une inflammation. Certaines hormones régulatrices des graisses se désagrègent alors et vous finissez par avoir envie de plus de mauvais aliments. Au fil du temps, cependant, à mesure que vous continuez à manger sainement, ces envies diminueront. Une fois que vous commencez à remarquer une différence dans la façon dont vous vous sentez, il se peut que vous ne désiriez même pas les aliments moins sains qui remplissaient autrefois vos armoires et votre réfrigérateur, car vous savez à quel point vous pouvez vous sentir mal lorsque vos bactéries sont déséquilibrées par la malbouffe et le sucre.

Cultiver et restaurer un intestin sain

Nous connaissons déjà cette collection complexe de bactéries vivant dans notre tractus gastro-intestinal, notre microbiote intestinal unique, mais il est maintenant temps d'en savoir plus sur le contrôle que nous avons sur ce que nous ressentons. Voici des moyens de cultiver et de restaurer de bonnes bactéries dans votre intestin.

Augmentez votre apport en fibres alimentaires.

Changer votre alimentation est le moyen le plus direct et le meilleur pour transformer votre flore intestinale. Manger plus de plantes nous permet d'atteindre et de maintenir la diversité de notre microbiote. Cette diversité conduira à un esprit plus clair et à une meilleure humeur. Semblable à la façon dont le sucre est traité trop facilement et à son tour affame notre flore intestinale, les fibres alimentaires donnent à notre microbiote de quoi se régaler, ce qui profite grandement à notre jardin intérieur. Manger des aliments riches en fibres alimentaires gardera votre muqueuse intestinale intacte et aidera également à maintenir une collection plus diversifiée de bonnes bactéries, essentielles à une bonne santé.

Limitez l'utilisation d'antibiotiques.

À certains moments de notre vie, l'utilisation d'antibiotiques est inévitable. Cependant, l'utilisation régulière d'antibiotiques tue notre mini-écosystème diversifié de microbiote et pose plus de risques pour la santé. Les grands types d'antibiotiques ne font pas la différence entre ce qui est bénéfique pour notre santé et ce qui est nocif, endommageant parfois certaines souches de bactéries dont nous avons besoin pour lutter contre d'autres infections.

Prenez des probiotiques.

L'utilisation d'un supplément probiotique peut également être bénéfique lorsque l'on vise à restaurer un intestin malsain. Les probiotiques sont certains aliments ou suppléments contenant des microbes vivants. Ces microbes, lorsqu'ils sont ingérés, sont destinés à améliorer et à soutenir la santé de votre microbiome, en renforçant ou en remplaçant les communautés de bactéries actuellement présentes dans l'intestin.

Probiotiques vs prébiotiques

Pour éviter toute confusion, une note doit être ajoutée ici sur la différence entre les prébiotiques et les probiotiques. Les prébiotiques sont des aliments qui fertilisent en quelque sorte les bactéries déjà présentes dans notre intestin et encouragent le développement de la diversité. Ces aliments sont des glucides complexes, tels que les céréales complètes et les légumes. Comme mentionné ci-dessus, les probiotiques sont des aliments qui contiennent des bactéries vivantes considérées comme bénéfiques pour le corps.

Réduisez activement le stress.

Lorsque vous vous sentez stressé, votre corps libère naturellement de l'adrénaline et votre système immunitaire libère des protéines inflammatoires qui sont importantes dans la signalisation cellulaire, appelées cytokines. Cela se produit indépendamment du fait que ce que vous ressentez est réel ou non. Par exemple, une attaque possible par un animal sauvage par rapport à s'inquiéter de la présentation que vous devez donner au travail demain. Si vous vous sentez constamment stressé, votre réponse immunitaire ne cesse d'envoyer ces messages d'inflammation dans tout votre corps, y compris aux insectes dans votre intestin, affaiblissant sa santé et provoquant une inflammation. Pour le bien de nos tripes et de notre système immunitaire, nous devons vraiment essayer de nous détendre.

Dormez suffisamment.

Nous pouvons équilibrer notre flore intestinale en dormant suffisamment, le plus près de huit heures possible étant la recommandation. La relation entre notre microbiome et le sommeil est considérée comme une voie à double sens. Le microbiote dans notre intestin a un effet sur la façon dont nous dormons, et le sommeil semble également affecter la diversité et la santé de notre jardin intestinal. Ne pas dormir suffisamment diminue les types de bactéries bénéfiques dans l'intestin et peut rapidement avoir des effets négatifs sur le microbiome et la santé immunitaire.

Faire les exercices régulièrement.

Notre microbiote intestinal déteste un corps sédentaire et est beaucoup plus heureux lorsque nous faisons de l'exercice. Il a été démontré que l'exercice induit en fait un autre type de changement dans notre flore intestinale qu'un régime, par exemple. L'exercice modifie la composition de votre microbiote intestinal et des études ont montré que ces changements positifs peuvent survenir après seulement six semaines d'exercice. Il est important de souligner que l'exercice doit être poursuivi régulièrement pour continuer à remarquer ces changements, sinon une régression se produira. Même un exercice modéré peut améliorer le taux de cholestérol. Cependant, une activité physique régulière, 30 minutes par jour, cinq jours par semaine, aide à prévenir le syndrome métabolique. L'exercice est un élément clé pour stimuler votre métabolisme et maintenir votre poids.

Boire plus d'eau.

Lorsque vous buvez plus d'eau et restez hydraté, votre microbiote intestinal est heureux et sain, ce qui lui permet de soutenir pleinement d'autres parties de votre corps. Il existe différentes opinions sur la quantité d'eau que vous devriez boire chaque jour, mais il est généralement recommandé de boire huit verres de 8 onces, ce qui équivaut à environ 2 litres ou d'avoir un gallon. Appelée à aimer la règle 8x8, elle est facile à retenir. Boire suffisamment d'eau tout au long de la journée peut sembler une corvée pour certains, et si vous êtes l'une de ces personnes, essayez d'utiliser une sorte de récipient ou de verre amusant que vous aimez, qui vous fait sourire lorsque vous l'utilisez. C'est certainement plus amusant que de sortir de la même tasse ennuyeuse, et cela vous prépare également au succès d'un point de vue psychologique. Le plaisir que vous ressentez en utilisant le contenant est considéré comme une récompense par votre cerveau et déclenche une libération de dopamine. Cela vous rend plus susceptible de vouloir continuer à effectuer l'action qui mène à la récompense, dans ce cas, la récompense est en train de boire dans le contenant amusant. Vous finissez par consommer plus d'eau, ce qui profite à votre intestin.

La récupération de votre digestion prendra du temps, mais sachez que cela est possible. Si vous voulez une santé dynamique, vous devez d'abord vous concentrer sur votre intestin. Il y a beaucoup de choses que vous pouvez faire pour améliorer votre système immunitaire et avoir un intestin plus sain, et suivre les recommandations ci-dessus est un bon point de départ. Gardez cela à l'esprit lorsque vous commencez le processus de guérison et observez vos symptômes diminuer et finalement disparaître.

Chapitre 6: Guérissez votre intestin avec une alimentation saine

Comme mentionné tout au long de ce livre jusqu'à présent, les aliments que nous mangeons ont un impact considérable sur notre santé intestinale et notre système immunitaire. Il existe de nombreux régimes alimentaires sains que nous pouvons suivre et d'autres mesures que nous pouvons prendre pour nous mettre sur la bonne voie vers une meilleure santé et un meilleur bien-être. Que vous souhaitiez réduire les ballonnements d'estomac, éliminer les allergies alimentaires ou renforcer votre système immunitaire, tout commence dans l'intestin. Une chose importante à retenir est que ce qui contribue à un intestin sain, c'est la consommation d'aliments entiers, frais et réels.

Rééquilibrer votre intestin

La base d'une bonne santé intestinale commence par ce que vous mangez. Vous devez vous concentrer sur les légumes riches en fibres, les céréales sans gluten, les fruits à faible teneur en sucre et les légumineuses. Le processus de stimulation du système immunitaire et de guérison intestinale suit dans de nombreux cas les étapes suivantes:

1. Éliminez les mauvaises bactéries et les allergènes alimentaires dans l'intestin qui causent des sensibilités. Cela peut être fait en éliminant les aliments inflammatoires tels que le soja, le maïs, le gluten, les produits laitiers, le sucre et les œufs. D'autres irritants tels que la caféine et l'alcool doivent également être évités.

2. Remplacez les mauvaises bactéries par des choix alimentaires sains qui contiennent les enzymes, les fibres et les prébiotiques nécessaires.

3. Rétablissez un équilibre sain des bactéries en introduisant de nouvelles bactéries bénéfiques, peut-être grâce à un supplément probiotique.

4. Réparez la muqueuse de votre intestin avec des nutriments curatifs tels que l'acide gras oméga 3.

Voici quelques mesures diététiques saines à prendre lorsque vous essayez de guérir votre intestin.

Éliminez certains aliments.

Parfois, un régime d'élimination des aliments peut être destiné à traiter les sensibilités alimentaires dans le corps. En ce qui concerne la santé intestinale, certains aliments devraient être évités à long terme si possible. Les aliments transformés, le gluten et le soja figurent en tête de liste en tant que principaux contrevenants à éliminer. Tous les trois sont nocifs pour la muqueuse intestinale. Les aliments transformés sont loin d'être réels, contenant des sucres, des huiles et des additifs. Comme le soja et le gluten modernes sont souvent génétiquement modifiés, ils peuvent également contribuer à déchirer notre muqueuse intestinale. Il est également recommandé d'éliminer certains autres aliments, tels que les produits laitiers, la levure, le maïs et les œufs pendant une semaine ou deux. Après l'élimination, voyez comment votre intestin se sent et remarquez des changements dans d'autres symptômes que vous avez pu ressentir. Parfois, vous pouvez réintroduire progressivement ces aliments ou les remplacer par des options plus respectueuses de l'intestin.

Mangez une grande variété d'aliments.

Comme notre corps n'était pas censé manger les mêmes aliments tous les jours, il est important pour la santé intestinale de varier les aliments que vous mangez. Dans le passé, l'accès facile à tous les types d'aliments tout au long de l'année que nous vivons aujourd'hui n'était pas possible. Vivant dans un climat nordique, par exemple, on ne pouvait pas aller à l'épicerie et trouver des mangues et des kiwis en hiver. Les gens à l'époque mangeaient de façon saisonnière. Ce qui poussait autour d'eux pendant une saison spécifique, c'était ce qu'ils mangeaient. Si vous souhaitez restaurer des bactéries saines dans votre intestin, vous devez manger une grande variété d'aliments pour permettre à votre flore intestinale de se diversifier et de se développer. Essayez de faire plus attention à ce qui est de saison, en choisissant des aliments frais qui ne doivent pas voyager trop loin pour arriver à votre assiette. Essayez de faire alterner les aliments que vous mangez plus souvent, par exemple, si vous mangez beaucoup de brocoli le lundi, essayez de ne plus le manger avant le vendredi, en choisissant d'autres légumes de saison les jours intermédiaires. De plus, manger une variété d'aliments différents garde les choses intéressantes et rend la planification des repas plus agréable.

N'avalez pas d'eau avec les repas.

Bien sûr, il est bénéfique de boire beaucoup d'eau tout au long de la journée. Cependant, boire de grandes quantités d'eau pendant les repas peut diluer les sucs digestifs qui travaillent dur pour digérer ce que vous nourrissez dans votre intestin, interférant parfois avec le processus dans son ensemble. Pendant les repas, prenez de petites gorgées d'eau et buvez la majeure partie de votre eau entre les repas.

Mangez dans un état détendu.

C'est de loin l'un des éléments les plus importants pour guérir un intestin malsain. Se sentir stressé ou pressé en mangeant altère la digestion. Si vous mangez en conduisant dans une circulation dense ou si vous essayez de prendre votre petit-déjeuner en vous précipitant à la porte le matin, votre corps n'est pas détendu. Un effort conscient doit être fait pour mettre votre corps dans un état détendu avant de manger, et vous devrez peut-être faire des ajustements dans votre horaire quotidien pour pouvoir profiter pleinement de l'heure des repas. Essayez d'éteindre votre téléphone avant le dîner et concentrez-vous sur ce que vous mangez et sur la façon dont il nourrit votre corps. Essayez de prévoir au moins 20 à 30 minutes pour les repas, car c'est le temps qu'il faut à notre estomac pour signaler au cerveau qu'il se sent satisfait ou rassasié. Si vous le pouvez, laissez votre nourriture reposer un peu avant de quitter la table. Lorsque nous mangeons trop vite, nous pouvons parfois finir par manger plus de nourriture que nécessaire avant de réaliser que nous sommes rassasiés.

Chapitre 7: Aliments qui stimulent naturellement le système immunitaire

Apprendre à renforcer votre système immunitaire grâce à ce que vous mettez dans votre intestin est la prochaine étape sur le chemin du nettoyage naturel de votre corps. Lorsque les gens essaient d'améliorer leur système immunitaire, ils entendent parler de nombreux traitements qui prétendent être des remèdes miracles, promettant de renforcer l'immunité et de réduire les risques d'attraper le rhume et la grippe. Ces remèdes peuvent être des médicaments en vente libre, le vaccin contre la grippe ou des suppléments. Bien que ceux-ci puissent éventuellement offrir des avantages préventifs, la véritable clé pour renforcer l'immunité est moins connue: cultiver des bactéries saines et diverses dans l'intestin. La nourriture doit être considérée comme un médicament pour votre corps, ce qui peut naturellement vous donner une immunité plus forte. Ce qui suit est une liste d'aliments faciles à acquérir qui vous aideront à atteindre votre objectif d'avoir et de maintenir un intestin sain.

Produit riche en fibres

Il sera nécessaire d'augmenter votre consommation de fruits et légumes, en particulier ceux qui sont riches en fibres prébiotiques. Les prébiotiques alimentaires sont des composés non digestibles de fibres qui passent non digérés dans la partie supérieure de votre intestin et favorisent la croissance de bonnes bactéries. Les fruits et légumes riches en fibres prébiotiques comprennent les bananes, les oignons, l'ail, les champignons, la chicorée, les asperges et les topinambours. Vous voudrez également manger beaucoup d'autres légumes colorés et nourrissants comme le brocoli, le chou, le chou-fleur, les choux de Bruxelles, les patates douces, le bok choy et les légumes-feuilles.

Avoir une carence en fibres peut entraîner divers problèmes de santé, il est donc essentiel de consommer suffisamment de ce nutriment important. La fibre est l'un des ingrédients les plus importants pour la santé intestinale, et seulement environ 3% des Américains ingèrent les 40 grammes de fibres recommandés dont ils ont besoin chaque jour. Les fibres nourrissent les bonnes bactéries de notre intestin, favorisant la santé de votre microbiome et renforçant votre système immunitaire. Notre microbiote intestinal extrait les vitamines, les nutriments et l'énergie des fibres, ce qui diminue l'inflammation et protège contre l'obésité. Il existe deux types de fibres. Les fibres solubles aident à réduire le cholestérol et peuvent être trouvées dans la farine d'avoine, les légumineuses (pois, haricots, noix et lentilles) et certains fruits et légumes. Les fibres insolubles donnent à votre environnement digestif un effet plus nettoyant et peuvent également être trouvées dans les grains entiers, les haricots rouges et les fruits et légumes.

Bananes et pommes

L'un des aliments les plus populaires au monde, les bananes sont extrêmement efficaces pour restaurer l'harmonie de votre microbiote intestinal. Ils contiennent du potassium et du magnésium, qui aident à prévenir l'inflammation. Il a été prouvé que les bananes réduisent les ballonnements d'estomac et aident votre corps à libérer l'excès de poids. Il existe de nombreuses façons simples d'incorporer plus de bananes dans votre alimentation, comme dans les smoothies, tranchées sur des céréales ou simplement comme collation l'après-midi.

Comme les bananes, les pommes sont faciles à trouver, riches en fibres et stimulent les bonnes bactéries dans votre intestin. Les pommes peuvent être dégustées crues en collation ou en ragoût.

Aliments de culture ou fermentés

Les aliments cultivés et fermentés sont riches en probiotiques qui favorisent la diversité dans votre intestin, ce qui renforce le système immunitaire. La durée de conservation des aliments fermentés est prolongée grâce à un processus à l'ancienne, qui augmente par la suite sa valeur nutritionnelle. Ils fournissent également des micro-organismes vivants et sains et des probiotiques à votre corps. Les aliments qui vous donnent ces probiotiques sains sont fermentés à l'aide d'un processus naturel qui contient en fait des probiotiques. Si vous ne savez pas si les aliments que vous choisissez contiennent ou non ces probiotiques sains, l'étiquette doit contenir les mots «naturellement fermentés». Des exemples de ces aliments comprennent le yogourt, le kimchi, le kéfir, la choucroute, le vinaigre de cidre de pomme et le thé au kombucha, entre autres. Dans le passé, la consommation d'aliments fermentés était plus prioritaire qu'aujourd'hui, ce qui peut contribuer à réduire la diversité du microbiote intestinal aujourd'hui.

Bouillons d'os

Les bouillons d'os tels que le bœuf, le poulet, la dinde et le poisson sont riches en nutriments curatifs intestinaux. Ils ont longtemps été un aliment de base dans l'alimentation des humains, mais les bouillons faits maison ne sont pas aussi populaires qu'ils l'étaient en raison de la facilité avec laquelle il est maintenant possible d'acheter des actions achetées en magasin. Cependant, ce qui gagne en popularité, c'est l'utilisation de bouillons d'os comme agent de guérison pour la santé intestinale. Pour faire du bouillon d'os, vous faites cuire de la viande ou du poisson dans de l'eau, généralement avec des légumes, pendant une période prolongée. Les temps de cuisson varient considérablement, de trois heures à 72 heures. Il est préférable de faire votre propre bouillon que d'utiliser du bouillon du commerce, car vous savez ainsi exactement ce qu'il contient. Les bouillons achetés en magasin peuvent également être transformés, le dépouillant de ses propriétés curatives naturelles.

Les acides gras omega-3

Les acides gras oméga-3 régulent le passage des nutriments et des déchets dans votre corps et favorisent également une signalisation saine entre les cellules. De nombreuses études ont montré qu'en augmentant votre consommation d'oméga-3, vous pouvez augmenter la diversité microbienne de votre intestin. Ces acides maintiennent également l'entretien très important de votre paroi intestinale. Nous ne pouvons pas fabriquer ces acides gras essentiels dans notre corps, nous devons donc les extraire de notre alimentation. Les poissons gras comme le saumon, le maquereau, les sardines, les anchois, les huîtres, le caviar et le hareng contiennent une grande quantité d'acides gras oméga-3. D'autres produits d'origine animale, notamment l'agneau, le wapiti, le poulet, le bison, la chèvre, le bœuf, le lapin et les pâturages biologiques, sont également de bonnes sources d'oméga 3. Vous pouvez également obtenir des oméga-3 à partir d'autres aliments tels que les graines de lin, les noix et les graines de chia, bien qu'en plus petites quantités. Les graines de lin contiennent des fibres insolubles et aident à améliorer la régularité de votre tube digestif. Il a également la plus haute teneur en lignanes (antioxydants porteurs de propriétés anticancéreuses) de tous les aliments. Comme les autres aliments traités dans ce chapitre, les graines de lin favorisent une bonne flore intestinale. Après avoir broyé la graine, elle peut être utilisée dans les smoothies, saupoudrée sur les salades ou ajoutée aux recettes lors de la cuisson. N'oubliez pas de conserver vos graines de lin au congélateur, car elles peuvent rancir rapidement.

Poissons et abats sauvages

Les abats tels que le foie, provenant de sources de haute qualité, regorgent de nutriments et de graisses saines, et il en va de même pour les poissons sauvages. Si vous en mangez souvent, vous donnez à votre corps ce dont il a besoin pour guérir.

Polyphénols

Les polyphénols sont des composés végétaux qui offrent de nombreux avantages pour votre santé. Quelques-uns de ces avantages comprennent une réduction du taux de cholestérol, de la pression artérielle et de l'inflammation. Certaines sources de polyphénols comprennent les amandes, les myrtilles, les oignons, le brocoli, les peaux de raisin, le vin rouge, le cacao et le chocolat noir. Les polyphénols ne peuvent pas toujours être digérés par les cellules humaines, mais ils sont efficacement décomposés par le microbiote de notre intestin.

Prenez des graisses saines.

Les graisses sont nécessaires au corps pour aider à contrôler l'inflammation. Les graisses saines comprennent les olives et l'huile d'olive non raffinée, l'avocat et l'huile d'avocat non raffinée, la noix de coco et l'huile de noix de coco non raffinée, le beurre de vaches nourries à l'herbe et les graisses animales de haute qualité. Les graisses de mauvaise qualité telles que certaines huiles de graines produisent plus d'inflammation.

Ajoutez ces aliments à votre liste d'achats dès aujourd'hui!

Chapitre 8: Planifiez vos repas pour restaurer votre santé

Planifier vos repas doit être amusant, pas une corvée. Au fur et à mesure que nous acquérons une meilleure compréhension et que nous nous intéressons davantage à ce qui arrive à notre santé et à notre bien-être en général en nourrissant notre corps avec des aliments sains, plus la planification des repas devient agréable. Il peut être difficile au début de savoir comment planifier les repas autour d'aliments sains pour l'intestin, et l'objectif de ce chapitre est de vous donner des exemples de repas que vous pouvez prévoir d'utiliser pour la restauration intestinale. Un menu intestinal sain doit toujours être axé sur les légumes, les fruits et les protéines maigres. Les produits laitiers de culture et les légumes fermentés sont d'excellents ajouts car ils offrent une grande quantité de bactéries intestinales saines.

Focus sur la préparation des aliments

Parfois, la façon dont un aliment est préparé peut changer la façon dont il affecte le corps. Par exemple, les viandes frites sont très différentes des viandes cuites lentement. Vous devriez vous concentrer sur les viandes cuites lentement ou cuites à basse température, les légumes très bien cuits et les graines et les noix qui sont trempées et germées. Les aliments préparés de cette manière sont plus faciles pour notre système digestif et les nutriments sont également plus faciles à absorber. Encore une fois, une fois que votre intestin malsain est devenu sain, vous pouvez réintroduire lentement des aliments cuits d'une autre manière et voir comment votre corps réagit.

Une autre bonne règle est de ne manger que de la malbouffe que vous avez cuisinée vous-même. Faire votre propre «malbouffe» à partir de zéro vous aide à éliminer beaucoup d'ingrédients nocifs présents dans les collations et les fast-foods transformés, tels que les arômes et colorants artificiels, les émulsifiants, les conservateurs et les graisses et huiles hydrogénées. Tous ces ingrédients nuisent à votre intestin. Lorsque vous commencez à préparer tout ce que vous mangez vous-même, vous deviendrez plus attentif aux aliments que vous mangez et votre palette deviendra plus sensible.

Équilibrez vos repas.

Il est important d'équilibrer les ratios nutritionnels de ce que vous avez dans votre assiette. Sinon, vous pouvez parfois augmenter votre glycémie avec trop de glucides ou la faire baisser en mangeant trop peu de matières grasses ou de protéines. Avoir un bon équilibre est nécessaire pour une bonne digestion et une sensation de satiété. Vous ne voulez pas manger un repas entier et avoir faim après seulement une heure. Cela conduit à une suralimentation et à un gain de poids. Équilibrer vos repas est un processus continu et il n'y a pas de stratégie universelle. Cependant, vous pouvez commencer par remplir votre assiette avec 30% de protéines, 30% de matières grasses et 40% de légumes. Ensuite, écoutez votre corps et faites un inventaire, en notant comment vous ressentez votre digestion après avoir mangé et à quel point vous avez faim entre les repas. N'oubliez pas qu'une assiette de nourriture saine comportera plusieurs couleurs différentes. Les couleurs de nombreux légumes différents reflètent les différents composés phytochimiques et antioxydants qu'ils contiennent, qui contribuent tous à réduire l'inflammation et à nourrir nos bactéries intestinales.

Commencez votre propre potager

Créer son propre potager peut avoir de nombreux avantages. Le sol est riche en microbes et le jardinage est une activité enrichissante. Le simple fait de savoir que vous avez cultivé les légumes que vous mangez vous procure une grande satisfaction personnelle. En outre, votre facture d'épicerie est susceptible de diminuer lorsque vous cessez d'acheter des produits à l'épicerie. L'incertitude quant à savoir si vos légumes ont été pulvérisés ou non avec des pesticides nocifs ne sera pas non plus une préoccupation.

Voici un exemple de plan de repas pour une semaine. Ce ne sont que des suggestions, car vous êtes maintenant plus conscient du type d'aliments que vous devriez avoir dans votre alimentation, vous pouvez jouer un peu et créer de nouvelles combinaisons alimentaires intéressantes.

Exemple de plan de repas

Jour 1

Petit déjeuner: smoothie ananas, chou frisé et lait d'amande
Déjeuner: salade de riz brun avec chou frisé, épinards, carottes et betteraves
Dîner: poulet au four, avec haricots, carottes rôties et brocoli

Jour 2

Petit déjeuner: frittata de courgettes aux champignons et épinards
Déjeuner: moitiés de patates douces farcies, remplies de dinde, de canneberges et d'épinards

Dîner: ailes de poulet grillées avec choucroute et épinards frais en accompagnement

Jour 3

Petit déjeuner: pudding de chia avec noix de coco et papaye. Une tasse de lait de coco non sucré, un quart de tasse de graines de chia et un quart de tasse de papaye coupée en dés
Déjeuner: salade de poulet, avec une vinaigrette à l'huile d'olive
Dîner: tempeh rôti avec brocoli sur riz brun

Jour 4

Petit déjeuner: flocons d'avoine, sans gluten, garnis d'un quart de tasse de framboises
Déjeuner: restes du dîner de la nuit précédente
Dîner: steak aux patates douces et choux de Bruxelles

Jour 5

Petit-déjeuner: yogourt grec, banane et smoothie aux bleuets
Déjeuner: Salade de légumes verts mélangés avec des œufs durs tranchés
Dîner: boeuf et brocoli sautés avec choucroute sur nouilles

Jour 6

Petit déjeuner: Omelette avec votre choix de légumes.
Déjeuner: Frittata aux œufs au saumon et légumes
Dîner: salade de poulet grillé avec de la choucroute en accompagnement

Jour 7

Petit-déjeuner: smoothie au yogourt grec au lait de myrtille et d'amande (non sucré)
Déjeuner: restes du dîner de la nuit précédente
Dîner: saumon grillé sur une salade fraîche du jardin

Bonus: une recette pour le bouillon d'os

Il est également bénéfique, comme mentionné précédemment, de consommer un bouillon d'os fait maison. Le bouillon d'os répare non seulement votre muqueuse intestinale, mais contient également de la glutamine, un carburant pour les cellules de votre intestin qui pourrait aider votre intestin qui fuit. Boire une tasse de bouillon d'os chaque jour peut également aider lorsque vous gérez un stress intense ou que vous manquez de sommeil. Vous pouvez acheter des os chez un boucher local pour faire du bouillon maison. Si vous préparez un bouillon de bœuf, essayez de vous procurer des os de moelle de bœuf auprès de vaches nourries à l'herbe certifiées. Ce qui suit décrit les étapes à suivre pour préparer un bouillon d'os de bœuf fait maison.

Étape 1

Mettez environ deux livres et demi d'os de moelle de bœuf et deux livres et demi d'os de soupe de bœuf dans une mijoteuse, et ajoutez un peu de vinaigre de cidre de pomme ou le jus d'un citron, qui fournit des acides afin d'en extraire plus les nutriments des os.

Étape 2

Remplissez la mijoteuse d'eau et réglez-la à feu doux pendant 24 heures.

Étape 3

Après les 24 heures, vous pouvez parfumer votre bouillon avec des légumes. Étant donné que vous ne les consommerez pas, vous pouvez choisir de ne pas les peler. Quelques exemples pourraient être l'oignon, le céleri et les carottes. Vous pouvez également ajouter du persil, du sel de mer et du poivre. Ensuite, laissez reposer pendant 12 heures supplémentaires. Plus vous le laissez cuire, plus les os se décomposent et plus les nutriments sont libérés.

Étape 4

Après environ 30 heures, vous pouvez vérifier les os de la moelle osseuse pour vous assurer que la moelle est tombée. Parfois, vous devrez peut-être utiliser une fourchette pour assommer la moelle de l'intérieur. Laissez reposer pendant encore six heures.

Étape 5

Après environ 36 heures, vous pouvez éteindre la mijoteuse et la laisser refroidir naturellement. Ensuite, écumez les gros trucs comme les légumes.

Étape 6

Égouttez le bouillon dans une passoire en filet. Conservez votre bouillon dans des récipients en verre au réfrigérateur pendant environ une semaine.

Vous pouvez congeler votre bouillon si vous ne pensez pas pouvoir le boire dans la semaine, et c'est également un excellent bouillon pour cuisiner.

Comme la gravité d'un intestin malsain varie selon les personnes, il n'est pas possible de déterminer exactement combien de temps il vous faudra pour guérir votre intestin. Cependant, le processus de restauration peut commencer immédiatement lorsque vous choisissez des aliments frais et sains plutôt que des alternatives hautement transformées et raffinées. Votre système immunitaire et vos intestins vous remercieront.

Chapitre 9: Moyens sains de se remettre d'un trouble métabolique

Avant de discuter de ce que sont les troubles métaboliques et des approches saines qui peuvent aider à s'en remettre, une véritable compréhension du métabolisme du corps est nécessaire. Votre corps utilise ou reçoit de l'énergie des aliments que vous mangez grâce à un processus appelé métabolisme. Les aliments sont composés de graisses, de glucides et de protéines - et les produits chimiques de votre système digestif décomposent ces éléments alimentaires en acides et en sucres, le carburant de votre corps. Votre corps peut alors soit utiliser ce carburant immédiatement, soit stocker l'énergie dans vos graisses, vos muscles et vos tissus. Votre microbiote intestinal joue un rôle important dans votre métabolisme. Lorsque des réactions chimiques anormales dans le corps perturbent ce processus, un trouble métabolique se produit. Lorsque cela se produit, vous pouvez avoir trop peu ou trop de certaines substances dont vous avez besoin pour rester en bonne santé. On peut développer un trouble métabolique lorsque certains organes, comme le pancréas ou le foie, ne fonctionnent pas correctement ou deviennent malades. Le diabète est un exemple courant de trouble métabolique.

Les troubles métaboliques peuvent prendre différentes formes, notamment:

- Une vitamine ou une enzyme manquante qui est vitale pour une certaine réaction chimique;
- Carences nutritionnelles;
- Réactions chimiques anormales et interférant avec les processus métaboliques; et

- Une maladie dans l'un des organes impliqués dans le métabolisme, y compris le pancréas, le foie ou les glandes endocrines.

Ces troubles peuvent se développer si certains organes ne fonctionnent pas correctement. Parfois, ces troubles peuvent être le résultat de la génétique, mais dans d'autres cas, une personne peut être déficiente en une certaine enzyme ou hormone, ou elle peut consommer trop de certains aliments, entre autres facteurs. Il existe de nombreux troubles métaboliques génétiques qui résultent de mutations de gènes uniques, et ces mutations sont héritées et transmises à travers des générations de familles.

Le diabète est le trouble métabolique le plus courant, il existe deux types, le type 1 et le type 2. La cause du type 1 est inconnue, bien qu'il puisse y avoir un facteur génétique. Le type 1 peut entraîner des troubles de la vue, des lésions nerveuses et rénales et un risque accru de maladie cardiaque. Le type 2 peut être acquis, mais pourrait également être causé par des facteurs génétiques.

Syndrome métabolique

Un trouble métabolique très courant aujourd'hui est appelé syndrome métabolique, également connu sous le nom de syndrome x. Il affecte environ 40 pour cent des personnes de plus de 60 ans. Le syndrome métabolique est un terme désignant un groupe de facteurs de risque qui peuvent augmenter vos chances de développer une maladie cardiaque et d'autres problèmes de santé. De manière générale, le manque d'activité et l'excès de poids peuvent conduire au développement de ce syndrome, mais il existe cinq facteurs spécifiques qui peuvent vous mettre en danger.

1. Hypertension artérielle
2. Niveaux élevés de triglycérides
3. Taux élevés de sucre dans le sang
4. Faible taux de cholestérol HDL (le bon type)
5. Maintenir une grande taille. Ce serait plus qu'une circonférence de 35 pouces pour les femmes et plus de 40 pouces pour les hommes.

Si vous pensez avoir un risque élevé de développer un syndrome métabolique sur la base des cinq facteurs énumérés ci-dessus, il existe des mesures que vous pouvez prendre pour le contrôler, le prévenir ou même l'inverser. Ces mesures comprennent des changements de régime alimentaire et une augmentation de l'exercice. Si vous n'essayez pas d'apporter ces changements, le syndrome métabolique pourrait développer d'autres risques pour la santé liés aux accidents vasculaires cérébraux, aux maladies cardiaques et au diabète. Voici des conseils sains pour se remettre du syndrome métabolique.

Développer un régime à base de plantes

Un régime à base de plantes peut non seulement aider à freiner le syndrome métabolique, mais il est également bon pour votre cœur. Un régime à base de plantes mettrait en valeur les légumes, les fruits, les légumineuses et les grains entiers, et limiterait les viandes et les produits laitiers.

Prenez note de votre consommation de liquide

Essayez d'éviter les boissons sucrées et les jus de fruits, car ils peuvent faire grimper votre taux de triglycérides et votre glycémie. La meilleure option lorsque vous avez soif est de simplement boire de l'eau.

Visez une perte de poids saine

Se fixer des objectifs petits et spécifiques facilite la perte de poids. Même perdre un peu de poids peut avoir un impact significatif sur le syndrome métabolique, affectant des nombres importants comme la glycémie, la pression artérielle et le cholestérol. N'oubliez pas de vous fixer des attentes raisonnables, car elles sont plus encourageantes.

Évitez de rester assis pendant de longues périodes

Les activités sédentaires qui vous obligent à vous asseoir, comme regarder la télévision, s'asseoir au travail et utiliser un ordinateur, ont été associées à un risque accru de syndrome métabolique, même si vous faites de l'exercice régulièrement.

Arrêter de fumer

Le tabagisme augmente considérablement votre risque de maladie cardiaque, bien que ce ne soit pas techniquement un facteur de risque de ce que l'on appelle le syndrome métabolique.

Évitez les aliments qui aggravent le syndrome métabolique

Tous les faux aliments doivent être évités lorsque vous essayez de récupérer du syndrome métabolique, y compris les aliments transformés, les édulcorants artificiels, les acides gras trans (trouvés dans les aliments à base d'huiles et de graisses hydrogénées, comme la margarine, les biscuits, les gâteaux, les tartes, les craquelins et les crèmes à café), glucides raffinés et sucre et alcool en excès.

Chapitre 10: Habitudes alimentaires et aliments à éviter

Sur la voie d'un intestin sain et d'un système immunitaire fort, il existe un certain nombre d'aliments qui peuvent être inclus dans votre alimentation qui vous seront bénéfiques et vous guideront sur la bonne voie. Il existe également de nombreux aliments qui peuvent avoir des effets extrêmement néfastes sur votre système immunitaire et votre santé intestinale. Celles-ci ont été abordées dans les chapitres précédents mais seront maintenant discutées plus en détail. Vous savez maintenant qu'un intestin sain est le fondement d'un corps sain. Vous savez également que lorsque votre microbiote intestinal est diversifié et équilibré, toutes les autres parties de votre corps en bénéficieront. De même, si votre flore intestinale est déséquilibrée, tout, de votre humeur à votre métabolisme, peut être affecté. Ce que vous mangez joue un rôle extrêmement important dans votre santé intestinale. Vous trouverez ci-dessous de nombreux aliments susceptibles de perturber et d'endommager votre flore intestinale.

Édulcorants artificiels

Souvent, lorsque les gens essaient de perdre du poids, ils se tournent vers les édulcorants artificiels, pensant qu'ils sont en bonne santé parce qu'ils n'ont pas de calories. Cependant, les édulcorants artificiels peuvent modifier le microbiote intestinal, entraîner des taux plus élevés de troubles métaboliques et augmenter l'intolérance au glucose.

Les aliments transformés

Beaucoup d'entre nous savent que les aliments transformés ne sont pas sains, mais ce qui peut vous surprendre, c'est l'effet qu'ils peuvent avoir sur l'équilibre de votre système digestif.

Dans des études menées sur des souris, il a été démontré que les additifs utilisés dans les aliments fortement transformés perturbaient tellement leur microbiote intestinal que certains développaient en fait des maladies métaboliques.

Sucre

Le sucre blanc raffiné n'est pas le seul sucre nocif pour la santé. Le sucre sous toutes ses formes peut être nocif. Les personnes qui suivent un régime riche en sucre peuvent souffrir de constipation et d'une mauvaise fonction intestinale. Certaines études ont montré qu'une alimentation riche en sucre provoque un changement des bactéries intestinales, ce qui nuit à la capacité de s'adapter à des situations changeantes. Ce changement des bactéries intestinales peut également avoir un effet négatif sur la mémoire. Les régimes riches en graisses et en sucre perturbent un équilibre microbien sain. Les sucres sont digérés facilement par nous, et ils sont absorbés par notre intestin grêle sans l'aide de notre microbiote intestinal. Cela laisse nos punaises intestinales affamées sans rien à manger, alors elles commencent à grignoter le mucus qui tapisse nos intestins. Cette muqueuse intestinale est censée être une barrière solide entre l'intestin et le reste du corps, car quand elle est imprégnée et que des particules de nourriture peuvent entrer dans la circulation sanguine, que commence-t-il à se passer? Oui, vous avez raison, votre intestin commence à fuir.

Gluten

Alors que les personnes souffrant de la maladie cœliaque sont particulièrement vulnérables à ses effets, le gluten est également connu pour causer des douleurs à l'estomac, de la fatigue et des ballonnements chez ceux qui ne souffrent pas de la maladie.

Céréales

Bien que tous les grains ne contiennent pas de gluten, même les céréales sans gluten telles que le riz brun doivent être évitées tout en guérissant votre intestin. Les céréales contiennent de l'acide phytique, une couche protectrice qui peut être difficile à digérer et à décomposer pour le corps, ce qui entraîne une inflammation. Plus tard, une fois votre intestin réparé, vous pouvez commencer à réintroduire les grains lentement.

Soja

Souvent considéré comme bénéfique et nutritif, le soja d'aujourd'hui subit des niveaux de transformation très élevés. Ce traitement a changé la façon dont il affecte le corps. Des niveaux élevés de soja dans votre alimentation peuvent avoir des effets néfastes sur votre microbiote intestinal, car il a été démontré qu'il réduit les niveaux de bactéries saines.

Viande rouge

Manger de la viande rouge favorise la croissance de certaines souches de bactéries qui peuvent avoir un impact négatif sur votre santé, de votre immunité à votre poids et votre état émotionnel. Dans des études sur le microbiote des mangeurs de viande par rapport aux végétariens, il a été démontré que le microbiote des mangeurs de viande produit plus d'un certain produit chimique associé aux maladies cardiaques que celui des végétariens.

Laitier

Même si vous ne souffrez pas d'intolérance au lactose, de grandes quantités de produits laitiers peuvent ne pas être le meilleur choix pour votre système digestif. Certaines études ont montré que la consommation de produits laitiers modifie le microbiote dans votre intestin en quelques jours, permettant aux mauvaises bactéries, celles liées à l'inflammation et aux maladies intestinales, de s'épanouir.

Organismes génétiquement modifiés (OGM)

Pour tenter de cultiver des cultures naturellement résistantes aux maladies et aux ravageurs, les scientifiques ont créé des organismes génétiquement modifiés (OGM). Les OGM sont des organismes vivants dont le matériel génétique a été manipulé artificiellement par génie génétique dans un laboratoire. Cela crée des combinaisons de gènes de plantes, de bactéries, d'animaux et de virus qui n'existent pas naturellement dans la nature. La plupart des OGM ont été conçus pour tolérer l'application directe d'herbicide. Le maïs, le soja et le blé sont les trois OGM les plus répandus aux États-Unis. Les caractéristiques qui permettent aux OGM de résister aux maladies peuvent faire des ravages sur votre santé intestinale, réduisant ainsi les populations de bactéries bénéfiques.

Poisson d'élevage

Habituellement, nous pensons que la consommation de poisson est saine, et c'est le cas, mais il existe une distinction majeure entre les poissons d'élevage et les poissons sauvages. Les poissons d'élevage peuvent être mauvais pour votre intestin en raison de l'utilisation d'antibiotiques pour les élever. D'énormes quantités d'antibiotiques sont ajoutées à la nourriture que les poissons d'élevage mangent, et cela peut être transmis aux humains lorsque les poissons sont mangés. Tout antibiotique qui pénètre dans le corps tue les bactéries intestinales, conduisant à un jardin intestinal déséquilibré et malsain.

Il est presque impossible d'éviter tous ces ingrédients à tout moment, mais prendre des mesures conscientes pour en réduire la consommation peut grandement contribuer à un intestin plus sain.

En plus d'éviter ou d'éliminer complètement certains aliments tout en essayant de guérir votre intestin, il existe également certaines habitudes alimentaires qui peuvent nuire à la restauration.

Snacking insensé

La consommation excessive de collations peut être dangereuse non seulement pour votre santé intestinale, mais également pour d'autres parties du corps. Vous devriez pouvoir tenir de quatre à six heures entre les repas sans grignoter, et la nuit, vous devriez pouvoir tenir 12 heures sans vous réveiller pour manger.

Stress Manger

Beaucoup de gens se tournent vers la nourriture comme une distraction lorsqu'ils sont stressés, mais il n'est pas sage de manger lorsque votre corps est dans cette condition. Lorsque vous vous sentez stressé, moins de sang circule dans l'estomac, ce qui ralentit la digestion. En conséquence, les chances que les aliments fermentent dans votre estomac augmentent, ce qui entraîne des ballonnements et des gaz.

Manger trop de légumes crus (au début)

Si vous avez des problèmes intestinaux, manger trop de légumes crus peut entraîner une réduction de la production d'enzymes, altérant le microbiome intestinal. De plus, digérer trop de légumes crus peut être un défi, entraînant des ballonnements et des douleurs abdominales. Une solution serait de manger des légumes cuits à la place, et à mesure que votre digestion s'améliore, vous pouvez lentement commencer à ajouter de plus en plus de légumes crus.

Chapitre 11: Approches pour suivre votre réussite sur la voie du rétablissement

Dans de nombreux cas, le chemin vers un intestin sain peut être long, mais le simple fait de savoir que vous faites des améliorations est parfois toute la motivation dont vous avez besoin pour continuer. Vous avez déjà franchi de nombreuses étapes importantes vers le rétablissement. Vous avez suivi les recommandations diététiques, telles que la planification de repas sains, l'élimination de nombreux aliments malsains et l'ajout d'aliments nouveaux et bénéfiques à votre routine quotidienne. Vous avez pris des mesures pour éliminer le stress, comme dormir plus et faire de l'exercice régulièrement. Vous avez fait un effort plus conscient pour réfléchir à ce que la nourriture que vous mangez fait réellement à votre corps. Vous arriverez finalement à un moment où vous vous demanderez: "Mon intestin est-il réparé?" Bien que tout le monde soit différent et qu'il soit impossible de déterminer exactement combien de temps il faudra pour guérir votre intestin malsain, vous trouverez ci-dessous des éléments à rechercher lors du suivi du succès sur votre chemin personnel vers la guérison. Si vous ressentez ces changements dans votre corps, c'est un bon signe que vous réussissez à récupérer d'un intestin malsain.

Les sensibilités alimentaires disparaissent

Si votre paroi intestinale était faible (votre intestin fuyait), il y a de fortes chances que vous soyez également sensible à de nombreux aliments. Une façon de suivre votre succès consiste à remarquer que vous êtes capable de manger des aliments qui vous causaient auparavant des inconforts digestifs, tels que des maux de tête, de la fatigue et des problèmes d'humeur. Vous pourrez alors ajouter plus de variété à votre alimentation et réintroduire des aliments sains. Une fois que vous avez rétabli de bonnes bactéries dans votre intestin, il est essentiel que vous continuiez à suivre un régime alimentaire sain et que vous mainteniez de bonnes habitudes. Maintenant que vous avez atteint votre objectif d'améliorer votre microbiote intestinal, votre prochain objectif devrait être de maintenir sa santé et sa vitalité. Après tout ce travail acharné, vous ne voulez plus avoir les mêmes problèmes.

Vous ne rencontrez plus de problèmes digestifs

De nombreuses personnes qui souffrent de problèmes de santé intestinale tels que des fuites intestinales souffrent de symptômes tels que ballonnements d'estomac, reflux acide, gaz, brûlures d'estomac et constipation. Lorsque ces fardeaux commencent à disparaître et à rester à l'écart, c'est un indicateur positif que vos efforts de restauration ont porté leurs fruits.

Vous revenez à votre version idéal

Une bonne façon de suivre le succès de votre parcours de guérison intestinale est de vous demander si vous vous sentez à nouveau «normal». Lorsque le microbiote de votre intestin est déséquilibré, vous vivez très probablement avec des symptômes qui affectent d'une manière ou d'une autre la qualité de votre vie.

Une bonne indication que les bactéries dans votre intestin sont devenues équilibrées est que votre énergie est revenue, que vous ressentez des améliorations de votre humeur, vous remarquez une meilleure clarté mentale, vous avez atteint un poids santé, vous ressentez moins de stress et vous vous sentez à nouveau comme vous-même. .

Comme mentionné dans d'autres chapitres, le stress joue un rôle important dans la santé intestinale. Pendant les périodes de stress, le flux sanguin vers le système digestif devient restreint, modifiant les bactéries dans votre intestin, provoquant des problèmes tels que le manque d'énergie et une humeur désagréable. En raison de la communication entre l'intestin et le cerveau et de leur relation complexe, lorsque vos bactéries intestinales sont déséquilibrées, il devient difficile de gérer des situations stressantes. En raison de cette rue à double sens, restaurer votre intestin malsain vous permet de ressentir moins de stress. Si vous remarquez que vous êtes moins stressé qu'avant, bon travail, vous guérissez votre intestin. Faire de l'exercice régulièrement et dormir suffisamment vous aidera également à gérer le stress.

Il est important de savoir que la santé intestinale fait partie d'un spectre. À une extrémité, vous avez un intestin en parfaite santé, vivant sans symptômes. À l'autre extrémité, vous avez de nombreux symptômes, un intestin qui fuit et peut même être sur le point d'être diagnostiqué avec une maladie auto-immune. Si vous êtes à cette fin, réparer votre intestin vous fera reculer dans le spectre et vous remarquerez des améliorations en cours de route. Pendant votre restauration, cependant, vous pouvez rencontrer des incidents ou des revers qui vous font remonter le spectre. Ces revers pourraient inclure la contraction d'une infection en voyage, la nécessité de prendre des antibiotiques ou une exposition accidentelle au gluten. Dans tous ces cas, vous devrez redescendre le spectre.

Les problèmes de peau disparaissent

De nombreuses affections cutanées, telles que la rosacée, l'acné, les éruptions cutanées, les pellicules et l'eczéma, sont l'expression extérieure d'un problème interne lié à votre microbiote intestinal et à votre système immunitaire. Si vos problèmes de peau s'atténuent, c'est une bonne indication que votre intestin est en cours de réparation.

Amélioration des résultats de votre laboratoire auto-immun

Comme votre système immunitaire est grandement affecté par votre santé intestinale, la restauration de votre intestin conduit souvent à une amélioration de divers indicateurs de laboratoire auto-immuns. De nombreux patients remarqueront que leurs résultats de laboratoire se sont améliorés, voyant souvent leurs anticorps devenir négatifs. C'est un bon signe que votre flore intestinale se diversifie.

Au fur et à mesure que vous renforcez votre système immunitaire grâce à une meilleure santé intestinale, vous remarquerez peut-être également d'autres changements dans votre corps, comme une diminution des rhumes et du temps qu'ils durent. Nous attrapons tous un rhume de temps en temps, mais si votre rhume semble durer longtemps et est suivi d'un rhume après un rhume, il est probable que votre système immunitaire ne fonctionne pas comme il le devrait et que quelque chose ne va pas avec votre intestin. Améliorer la santé intestinale vous permet de construire un système immunitaire fort, empêchant les insectes nuisibles de pénétrer dans votre corps. Il peut être utile d'imaginer votre système immunitaire comme une forteresse. Lorsque la porte de la forteresse est ouverte, les envahisseurs peuvent facilement entrer. En guérissant votre intestin et, à son tour, en renforçant votre système immunitaire, vous fermez la porte de la forteresse, ce qui rend plus difficile le passage des intrus indésirables.

Vous pouvez utiliser les indicateurs listés précédemment pour suivre votre réussite dans votre objectif d'atteindre un intestin sain. Ils impliquent tous d'écouter votre corps et de devenir plus conscient de ce qu'il essaie de vous dire. Devenir plus attentif à son corps est essentiel à la santé et au bien-être en général.

Conclusion

Merci de vous être rendu jusqu'à la fin *de Système immunitaire: Boostez le système immunitaire, soignez votre intestin et nettoyez votre corps naturellement.* Espérons qu'il vous a fourni tous les outils dont vous avez besoin pour atteindre vos objectifs. De nombreuses personnes souffrent aujourd'hui de problèmes liés à la santé intestinale, qui affectent le fonctionnement du système immunitaire. Si vous avez lu ce livre, vous voudrez peut-être en savoir plus sur le fait d'avoir un microbiote intestinal sain et de rester en bonne santé. D'un autre côté, vous chercherez peut-être à guérir un intestin malsain et à rechercher des conseils sur la façon de commencer le voyage vers la restauration.

La première étape de votre processus de récupération consiste simplement à réaliser qu'il est possible de renforcer votre système immunitaire et de guérir votre intestin naturellement. Il est alors important de comprendre comment ces deux systèmes, immunitaire et digestif, travaillent ensemble et s'influencent mutuellement. Il y a tellement d'avantages à avoir un système immunitaire et un intestin en bonne santé, et plus tôt vous commencerez votre processus de rétablissement personnel, plus tôt vous récolterez ces récompenses. Les gens ont des problèmes avec leur système immunitaire pour diverses raisons, mais bon nombre de ces problèmes peuvent être résolus en se concentrant d'abord sur votre intestin. En suivant les suggestions très faisables de ce livre, vous serez très bien sur la voie d'une santé intestinale optimale en un rien de temps.
Cependant, avant de vous lancer sur la voie du rétablissement, faites un inventaire personnel de votre propre système immunitaire et de votre santé intestinale, et notez les problèmes que vous pourriez avoir. Écoutez votre corps et essayez de

comprendre ce qu'il vous dit. Après cela, il sera temps de fixer des objectifs et de commencer votre chemin vers la guérison de votre intestin malsain - et votre système immunitaire vous en remerciera. N'oubliez pas de vous fixer de petits objectifs réalisables, car ils ont tendance à être plus motivants et encourageants.

Une fois vos objectifs fixés, vous pouvez commencer à prendre les mesures nécessaires décrites dans ce livre et partir en voyage vers la santé intestinale. Prenez en considération les régimes alimentaires sains recommandés au chapitre six. Ajoutez des aliments à votre liste de courses, ce qui renforcera votre système immunitaire et améliorera l'équilibre bactérien dans votre intestin. Prenez le temps de planifier des repas sains et pensez à manger une grande variété d'aliments afin de diversifier votre microbiote intestinal. Même si cela peut sembler difficile au début, la planification de repas nourrissants et sains pour l'intestin deviendra plus facile. Alors que vous commencez à guérir votre intestin et à vous sentir mieux, vous serez encouragé à poursuivre vos nouvelles habitudes alimentaires. Comme vous savez maintenant quels aliments éviter, vous serez témoin du large éventail d'avantages que vous pouvez retirer de leur élimination de votre alimentation. Après tout votre travail acharné et votre dévouement à la restauration intestinale, vous voudrez bien sûr savoir si cela en a valu la peine, et le dernier chapitre de ce livre fournit des moyens de suivre le succès de la récupération intestinale.